Plan de Metabolismo

Recetas de dieta para principiantes Guía para restaurar su energía y acelerar su metabolismo para perder peso

(Libro en español / Metabolism Plan Spanish Book)

Por *Freddie Masterson*

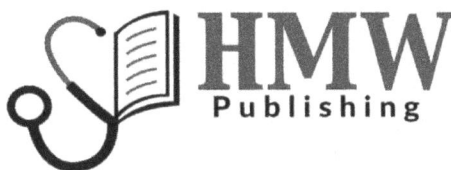

HMW Publishing

I0135265

Para más libros visite:

HMWPublishing.com

Descargue otro libro de forma gratuita

Quiero agradecerle por comprar este libro y ofrecerle otro libro (tan largo y valioso como este libro), "Errores de Salud y Fitness Que No Sabe Que Está Cometiendo", completamente gratis.

Visite el siguiente enlace para registrarse y recibirlo:

www.hmwpublishing.com/gift

En este libro, voy a desglosar los errores más comunes de salud y fitness que probablemente esté cometiendo en este momento, ¡y le revelaré cómo puede llegar fácilmente a la mejor forma de su vida!

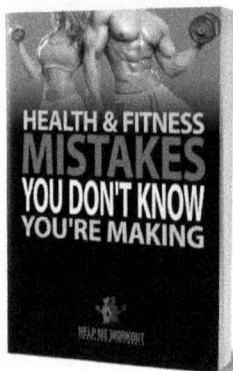

Además de este valioso regalo, también tendrá la oportunidad de obtener nuestros nuevos libros de forma gratuita, ingresar en concursos y recibir otros valiosos correos electrónicos de mi parte. De nuevo, visite el enlace para registrarse:

www.hmwpublishing.com/gift

TABLA DE CONTENIDO

Capítulo 3: Mandamientos clave para desbloquear el Metabolismo perfecto 32

Capítulo 4: simples guías de desintoxicación 44

Capítulo 5: comer y limpiar Al mismo tiempo. 52

Capítulo 6: Entrenamiento Alternativo de 10 minutos. Dos Semanas plan y qué comer. 56

Capítulo 7: ¿Cómo sabré si las cosas están funcionando?   69

Capítulo 8: ¿Cómo responde su cuerpo?, ¿qué es lo que quiere?, ¿qué debe hacer?, regularmente. 71

Capítulo 9: El metabolismo estable a través de aspectos buenos/ Fáciles / divertidos alternativos de la vida. 88

Capítulo Extra: Tips para el plan de comidas de metabolismo de 30 días!92

Introducción

Quiero agradecerle y felicitarle por la adquisición del libro "Plan *de dieta de metabolismo*". Este libro contiene pasos probados y estrategias sobre cómo se puede perder peso y estar saludable sin tener que hacer una dieta real. También descubrirá cómo se puede comer quedando satisfecho con deliciosas comidas. Por otra parte, todos ustedes aprenderán las ventajas de empacar su comida con verduras, frutas, frutos secos, legumbres, y mucho más. Del mismo modo, también aprenderá algunos consejos útiles sobre cómo usted puede tener éxito en la adopción del plan de acción Metabolismo. Por último, incluso le proporcionaré un plan de comidas de muestra y un plan de acción Metabolismo, que se puede empezar con enseguida!

Gracias otra vez por adquirir este libro, ¡espero que lo disfrute!

Además, antes de empezar, le recomiendo **unirse a nuestro boletín de correo electrónico** para recibir actualizaciones de próximos lanzamientos de libros o promociones. Usted puede inscribirse de forma gratuita, y como bono, recibir un regalo: ¡nuestro libro *"Errores de Salud y Fitness que No Sabe que Está Cometiendo"!* Este libro ha sido escrito para desmitificar, exponer los "qué hacer" y "qué no hacer" principales y, finalmente, para equiparlo con la información que necesita para estar en la mejor forma de su vida. Debido a la abrumadora cantidad de información errónea y mentiras de revistas y de "gurús" autoproclamados, se está volviendo cada vez más difícil obtener información fiable para ponerse en forma. En lugar de tener que pasar por decenas de fuentes sesgadas y poco confiables para obtener información sobre su salud y bienestar. Todo lo que necesita para ayudarlo se ha desglosado en este libro, para que pueda entenderlo fácilmente y obtener resultados inmediatos con el fin de alcanzar sus objetivos deseados en el menor tiempo posible.

Una vez más, para unirse a nuestro boletín de correo electrónico gratuito y para recibir una copia gratuita de este valioso libro, visite el enlace y regístrese ahora: **www.hmwpublishing.com/gift**

Capítulo 1: Vamos a Empezar Con Algunos Conceptos Básicos

Antes de seguir leyendo:

Si esto es algo que se toma en serio, y el plan de 30 días es al que desea adherirse, a continuación, haga una tabla. Debe tener un aspecto muy similar a este (se puede utilizar éste si lo desea). Imprímalo, guarde en Google Drive y utilícelo a medida que avanzamos:

	Día 1	Dia 2	Día 3	Día 4	Dia 5	Día 6	Día 7
Peso*							
Ingesta de Alimentos							
¿Defecación?							
Horas de Sueño							

Calorías Aprox.						
Ejercicio						
Sensación General						
Psoriasis **						

* No se pese a diario. Pesarse en el inicio del plan de metabolismo y luego cada cinco días. Escoja una hora, y adhiérase a ella cada vez que se pese (en algún momento de la mañana, preferentemente). No se pese en la semana anterior a su período, si usted es una mujer.

Para hacer todo el proceso un poco más profundo, hacer una nota de alguna enfermedad autoinmune que pueda tener; por ejemplo, candida. La idea aquí es tratar de observar, cómo la dieta afecta a los síntomas de estos trastornos. Hacer un seguimiento de todo lo que le ayudará a comprender, cómo su cuerpo está reaccionando a la dieta y el metabolismo de los cambios de ejercicio. También le da una sensación de control, ya que están tan involucrados a toda hora en drásticos cambios que tienen lugar durante 30 días. La dieta de metabolismo es tan personal, porque usted es el que está tomando las decisiones. Usted es el que tiene el control. Si, por ejemplo, tiene estreñimiento; entonces usted sabe que es necesario agregar más fibra a su dieta. Al mismo tiempo también mantener el registro de cualquier alimento en particular que usted piensa que podría estar causando el estreñimiento.

Para las mujeres, se sugiere que observan todos los cambios, especialmente durante la menstruación, con cuidado. Muchos podrían confundir a la inflamación regular y dolor abdominal durante el ciclo menstrual de ser un resultado o síntoma de la dieta de otra manera.

¿Qué es el Plan metabolismo?

El plan metabolismo no es otra dieta caprichosa. Es un modo de vida. El cuerpo humano trabaja duro para procesar los nutrientes presentes en los alimentos que comemos y luego la convierte para crear la energía que el cuerpo necesita para llevar a cabo las funciones diarias y para el crecimiento del cuerpo. El metabolismo es el proceso de mantener las células del cuerpo saludable y trabajando.

En la mayoría de los casos, un metabolismo deficiente conduce al aumento de peso. Como resultado, muchas personas tienen problemas con el control del peso. Es un motivo de preocupación, ya que está superando al tabaquismo como la principal causa de muerte evitable en los Estados Unidos. Europa tampoco se queda atrás en la estadística.

Al mirar eso, todo puede parecer bastante deprimente, ¿verdad? Esto lleva a la gente a creer en cualquier plan de dieta que pueden tener en sus manos, con independencia de su credibilidad o éxito. Muchas personas con dietas dicen que "no pueden comer eso" o "eso no es parte de lo que me permite", y, finalmente, terminan por no ser capaz de disfrutar de las cosas normales como salir a comer con amigos, o agarrar un almuerzo rápido en el camino. Algunos terminan cayéndose de la carreta por completo.

El plan metabolismo reduce la inflamación, que es una causa de envejecimiento prematuro, aumento de peso, problemas de la piel como el eczema, enfermedades autoinmunes como la enfermedad de coronas y lupus.

Incluso se mejora la función de la tiroides y el equilibrio hormonal.

El plan difiere drásticamente el metabolismo del ayuno, las dietas militares, todas las dietas de prohibición de comidas fuera de casa; ya que no desaparece absolutamente ninguna comida. Plantea la tasa metabólica del cuerpo con la comida que está comiendo, mediante la incorporación de ejercicio regular en su vida. Eso significa que, si se quiere la pieza de chocolate, puede tenerlo. Por supuesto, los excesos no producirán resultados, sino el seguir con el plan metabolismo, que lo hará perder peso.

Ideado por Lyn-Genet Recitas, una dietista extremadamente capaz cuyo enfoque "sin sentido" a la salud ha cambiado el mantra que hemos escuchado durante 20 años. Anteriormente, la idea era ver sus calorías y reducir la ingesta, que finalmente llevó a la pérdida de peso. En el momento en que volvieron los viejos días; acabaría ganando de nuevo todo el peso perdido. Esto demuestra que el conteo de calorías y la tala son una solución rápida. No es permanente, probablemente no es sano. La dieta metabolismo, por el contrario, tiene un enfoque holístico y no se basa únicamente en los alimentos. También hace en cuenta el tipo de sangre, la edad, el patrón de sueño, la actividad física, la autoinmunidad, etc. Es como mirar el cuadro más grande en lugar de fijar el cuerpo en pedazos, que la mayoría de las dietas por ahí. Este alimento tiene como objetivo llevar el nivel de metabolismo de nuevo a donde debe estar; funcionando correctamente y mejorando la salud.

Desmontando algunos conceptos erróneos *sobre el metabolismo*

Muchas personas creen que al igual que su color de ojos que nacen con un metabolismo específico, que no puede ser cambiado. ¿Cuántas veces has visto a un amigo se queja: "Tengo una mala metabolización, es por eso que no puedo bajar de peso?" Eso no es del todo cierto. Su metabolismo es el resultado directo de lo que come, e incluso de sus patrones de sueño. Sí, se necesita tiempo para cambiarlo y esfuerzo, pero desbloquear el secreto no está abriendo la caja de Pandora o reinventando la rueda.

El metabolismo no es el mismo de persona a persona; malos estilos de vida, la dieta de choque, el ayuno, todos conducen a graves problemas metabólicos, por lo que la dieta metabólica varía de persona a persona. Algunos ejemplos de éxito revelaron que las personas habían estado comiendo demasiado poco, y hacer ejercicio en exceso. El plan metabólico rompe el código de su metabolismo mediante la adopción de su estilo de vida en consideraciones; el tipo de cosas que se pueden hacer dentro de las constricciones de su rutina diaria. También trata de descubrir las cosas que está haciendo mal que, en secreto sabotea sus esfuerzos. Aporta tanta claridad acerca de cómo se pueden implementar cambios que le ayudarán a sentirse descansado y lleno de energía, y también satisfecho con los alimentos que consume.

La comprensión de cómo funciona el metabolismo

Metabolismo es una palabra relativamente de uso común, y es un concepto muy entendido. El metabolismo es la culminación de varios elementos diferentes en la creación y destrucción de protoplasma. ¿Suena complicado? Lo es, pero no es necesario que preocuparse por eso.

Es meramente una serie de procesos químicos donde las células producen energía de calor y el uso de los nutrientes de los alimentos. Esta energía se utiliza entonces para construir compuestos para llevar a cabo funciones esenciales para la vida como el parpadeo, la respiración, etc. La energía producida durante el metabolismo también ayuda en la construcción de compuestos complejos, como las proteínas, que son necesarios para el crecimiento y reparación de tejidos. Las personas que hacen ejercicio de forma regular han aumentado el metabolismo. No nacieron con el metabolismo rápido, pero crearon una.

¿Por qué funciona este Plan y las dietas no?

Como mencionamos anteriormente, hay 9 mil millones de personas en el mundo, y ni siquiera dos son iguales. Entonces ¿por qué debería funcionar una dieta para todos? La tasa de metabolismo es original y única para usted. ¿Quién dijo que el chocolate y el vino tinto iban a arruinar su dieta? La dieta Metabolismo no le impiden disfrutar de sus comidas favoritas. En su lugar, se centra en la moderación y la actividad física.

La dieta metabolismo está ideado por Lyn-Genet Recitas, que ha tomado una fórmula química para cambiar su metabolismo y adaptarlo a cada persona, dependiendo de su tipo de sangre, el peso, la edad, y dolencias. Para tener plenamente esta dieta a bordo y correr con ella, tiene que cambiar su forma de pensar.

Como mencionamos anteriormente, el metabolismo no sólo afecta el peso, sino que también afecta a casi todas las partes de su cuerpo, desde el envejecimiento prematuro a los cambios de humor. Después de ver lo importante que es su metabolismo es y cómo la comprensión de la química genética única de su cuerpo puede afectar su capacidad para comer mejor, vivir mejor y sentirse mejor.

¿Cuántas dietas empezó y luego dejó porque no producen los resultados deseados? Más de uno, estoy seguro. La mayoría de las veces después de estas dietas, se siente desgraciado, agotado y derrotado y no deberían. Usted no ha fracasado en la dieta; la dieta no funcionó con usted!

Capítulo 2: maneras de perder peso sin molestar a su vida personal o felicidad angustiante

Paso 1 - Mida el tiempo (tenga un plan de tiempo) cuando consuma sus comidas mediante la colocación de un temporizador

Tener suficiente tiempo para las comidas es esencial. La duración recomendada para tener las comidas es de 20 a 30 minutos. La razón por la cual se sugiere esta cantidad es debido a que el individuo a menudo toma sus comidas debido a un hambre psicológica. En el párrafo siguiente, se da una explicación más detallada.

Como se hace referencia en el párrafo anterior, por lo general, la comida que se toma a toda prisa no se digiere correctamente. Por otra parte, un individuo que lleva a toda prisa sus comidas no es emocionalmente satisfecho porque él no se sienta a relajarse antes o durante las comidas. Por lo general, se supone que el cerebro debe decirle al cuerpo cuando está satisfecho, pero en el caso de una hora de comida rápida, tal comunicación podría no ser bien transmitida y puede llevar a una persona a sentirse insatisfecha poco después de las comidas.

Paso 2 - Decirle a alguien que está cerca de usted que está viendo lo que come

Informe a su amigo o compañero o un colega que está viendo lo que está comiendo. Esto le dará una motivación extra en su presencia porque siempre se le recordará el compromiso que ha hecho y que le anime a seguir adelante.

Paso 3 - Crear un lote masivo de té verde y congelarlo

Puede que usted no sea capaz de beber té verde caliente cuando se está en un apuro. Sin embargo, es posible que desee hacer una jarra de té verde en su casa y almacenarlo en el congelador durante la noche. Los sorprendentes beneficios del té verde son que es rico en antioxidantes, entre otros nutrientes que ayudarán en su pérdida de peso y la supresión del apetito.

Paso 4 - Si se equivoca y se cae de la carreta, vuelva a subirse

No hay ningún punto en iniciar la dieta metabolismo si no está decidido a llegar a la meta. Trate de no almacenar su refrigerador, si eso es lo que se necesita, para que usted no coma los alimentos equivocados en el momento equivocado. Analizar el comportamiento y los errores que cometió en el pasado y regularmente decirse a sí mismo: "No voy a hacer eso de nuevo."

Paso 5 - Apagar su teléfono, tableta, y todas las luces artificiales 2 horas antes de acostarse.

Como se menciona anteriormente, la luz determina el metabolismo y también la cantidad de sueño que nuestros cuerpos reciben. Para nuestro cuerpo mantenerse saludable y reducir el peso, se requiere un descanso de 7-8 horas, pero los aparatos eléctricos deben ser apagados. Si no apaga tales dispositivos significaría que el cerebro no se da tiempo para relajarse y por lo tanto da lugar a la falta de sueño, a comer en exceso durante el día y a la reducción del metabolismo.

Capítulo 3: Mandamientos clave para desbloquear el Metabolismo perfecto

Fijar el nivel de azúcar

¿Sabías que el azúcar es una de las sustancias más adictivas del mundo y que la gente experimenta la retirada, dan antojos cuando tratan de parar? El impulso de comer grandes cantidades de azúcar no es desconocida. Sin embargo, el azúcar es la causa directa de muchas dolencias de salud, por ejemplo, Candida.

Candida es un tipo de infección de la levadura, que puede afectar a cualquier persona. La mayoría de las personas que la tienen, ni siquiera saben que lo tienen y han tenido durante años. Una vez que una persona deja su ingesta de azúcar, la cándida (que causa problemas en la piel, peso, trastornos digestivos y la niebla del cerebro) muere, y la persona se siente mucho mejor. Se necesita un par de semanas, pero a veces ocurre.

La importancia de las grasas

No todas las grasas son iguales, por supuesto. Sí, hay grasas buenas. Sin embargo, piense si vale la pena seguir comiéndolas sobre una base regular. Por ejemplo, la dieta se basa principalmente en el metabolismo de Omega 3 y grasas saludables, que se encuentran en los pescados grasos, como el salmón.

¿Alguna vez ha drenado una sartén después de haber frito un filete y dejar que la grasa se solidifique? Si usted lo ha hecho todos sabemos lo que es, y es verdaderamente repugnante. ¿Se imagina beberlo, o comerlo? No. Sin embargo, la gente no puede recordar que sucede cuando se comen constantemente grasas animales, grasas saturadas como la mantequilla y cremas.

Las grasas saludables que se originan a partir de los frutos secos, el pescado azul y las semillas son el tipo de grasas que usted desea en su vida.

Curar su tripa

Enfermedades de Crohn, colitis, síndrome de intestino irritable son unos pocos ejemplos de los trastornos causados por un intestino poco saludable. Estos están siendo diagnosticados a una tasa epidémica. Las personas afectadas por estas enfermedades tienen un enorme impacto en su vida, y estas condiciones vienen con un enorme coste social. Se hace difícil disfrutar de una vida saludable.

Así que, naturalmente, es de suma importancia que se inicie el proceso de curación aquí. En primer lugar, tenemos que entender el área del problema, que es todo nuestro sistema digestivo. La digestión comienza desde la boca, seguido por el esófago, el estómago, el intestino delgado, el intestino grueso, el recto y termina en el ano. El tubo está conectando todos estos órganos desde donde los pases de alimentos llamados el tracto GI o en el tracto gastrointestinal.

La buena noticia es que podemos sanar el intestino mediante la adopción de sencillos pasos y hacer unos pocos cambios que se enumeran a continuación:

- **Deshacerse de alimentos inflamatorios y toxinas:** Recomendamos la pérdida de alimentos procesados, GMO, granos, gluten, azúcar y productos lácteos de su dieta.

- **Reduce el estrés:** Se hace difícil estar en nuestras vidas de ritmo rápido y libre de estrés. Se recomienda tomar pequeñas caminatas, practicar yoga, dormir lo suficiente o meditando, por nombrar algunos.

- **Reequilibrar las bacterias intestinales:** Incluir alimentos probióticos y alimentos ricos en probióticos a su dieta. Para nombrar algunos: queso crudo, aceitunas en salmuera curado, vinagre de manzana, yogur de coco, vegetales fermentados como encurtidos pepinillo, kimchi, etc.

Las intolerancias alimentarias

La mayoría de las personas ni siquiera son conscientes de que tienen intolerancia a los alimentos hasta que el dolor y los efectos adversos se vuelven intolerables. Las intolerancias alimentarias más comunes son el gluten, lácteos y productos animales. Continuar comiendo alimentos a los que somos intolerantes es hacerte extremadamente enfermo, hinchado y enfermo en el largo plazo. Una prioridad muy alta de la dieta metabolismo es que le evitará comer los alimentos que su cuerpo no quiere que coma.

Perder el peso nocivo

Además de ser antiestético y embarazoso, el peso excesivo está superando al tabaquismo como la principal causa de muerte evitable en los EE.UU. Ese número espera que aumente. Esta generación está dispuesta a ser la primera en la que se registra que va a vivir menos tiempo que sus padres.

La diabetes está siendo diagnosticada en niños tan jóvenes como de 5. La diabetes tipo 2 es prevenible y un resultado directo de la obesidad. Una persona con diabetes tipo 2 va a vivir un promedio de 25 años que una persona que no lo tenga, y su calidad de vida se verá seriamente comprometida como resultado.

Sí, es divertido para comer, y sí, alimentos poco saludables a menudo tienen buen sabor, pero al final; no vale la pena. En aras de abstenerse a usted mismo y de permanecer en su misión, podrías estar perdiendo bastante.

Además, la obesidad está directamente vinculada a la depresión. Es decir, que afecta a todas las facetas de su vida. Su cuerpo, su mente y su bienestar también se rompen en pedazos. Las personas que sufren de obesidad también son más propensas a cometer suicidio, y todas las personas obesas tienen una vida más corta que sus contrapartes de peso normal.

Disminuir la inflamación

La inflamación es algo que es causado por algunas cosas; como dieta y hormonas. La inflamación del intestino conduce a la retención de agua y significa que sufrimos de hinchazón. Esto puede ser muy incómodo y, a menudo puede poner en peligro su calidad de vida.

Una forma sencilla de reducir la inflamación es entender, el uso de la dieta metabólica, lo que está causando la inflamación y que se mantenga alejado de ella. Es bastante simple cuando se ponen estas limitaciones.

La falta de sueño, estrés y una vida basada en una tableta o teléfono

La luz juega un papel esencial en nuestros cuerpos dormidos, y las señales del metabolismo y una de las partes más críticas de nuestra vida es el sueño. Para dirigir con éxito una vida más saludable y perder peso, debemos dormir 7-8 horas al día. Algunas de las cosas que nos impiden dormir son aparatos que causan la sobre estimulación a nuestros sentidos y nos llevan a no tener suficiente sueño; el cual, a su vez, conduce a comer más durante el día y nuestro metabolismo funciona a un ritmo más lento.

La importancia de los nutrientes

La mayoría de las personas ni siquiera saben qué nutrientes son, no importa si son deficientes en ellos. Cuando su cuerpo se agota de nutrientes y electrolitos, entonces no funciona. Su metabolismo no funciona correctamente debido a que sus células no pueden repararse, que están demasiado ocupadas tratando de compensar todo el daño que se está haciendo a sí mismo al ser empobrecido en nutrientes necesarios como el potasio, vitamina D; que son todos muy esenciales para nuestro cuerpo.

Agua, agua, agua

Mantenerse hidratado es el mejor regalo que puede darle a su cuerpo. No sólo mantener los intestinos flexibles y suaves, pero también permite un movimiento natural de los alimentos a través de todo el tracto gastrointestinal. El Instituto de Medicina recomienda beber 9 tazas (2.2. Litros) de agua para las mujeres y 13 tazas (3 litros) para hombres diariamente.

En medio de nuestro horario de trabajo, a menudo nos olvidamos de beber agua. Puede cambiar eso mediante la realización de una botella de agua a su alrededor, beber agua antes de cada comida, beber después de hacer ejercicio, etc. También se puede comer el agua por el consumo de alimentos con alto contenido de agua. Por ejemplo, pepinos, calabacines, tomates, piña, sandía, fresas, etc.

¡Cepillarse los dientes después de las comidas!

Cepillarse los dientes después de las comidas y el uso de enjuague bucal ayudarán a evitar que ingiera refrigerios entre comidas (sobre todo después de la comida principal de la noche), cepillarse los dientes adecuadamente dejará el sabor a menta en la boca y que no va a querer agarrar una bolsa de patatas fritas después de la cena.

Ejercitar de manera más eficiente

No establecer metas poco realistas para sí mismo como un entrenamiento de 4 horas todos los días, comience lentamente. Encuentre cosas que encajan en su horario como trabajador, madre, esposa. Intente incluso simplemente ir caminando al trabajo o bajar del autobús unas paradas antes.

Si usted se fija una meta inalcanzable entonces usted va a romperla, y entonces es posible adoptar el famoso mantra; "Ok, metí la pata en mi dieta así que también podría olvidarme de todo lo demás." Esta es una forma peligrosa de pensar y créame, no te va a llevar muy lejos, y todos sienten como un fracaso constante. Descargar una aplicación para monitorear la cantidad de pasos que está tomando al día, muchos estadounidenses sólo caminan tantos como 1.000 pasos al día, tratando de subir a 4000 y verá los resultados a largo plazo.

La dieta metabolismo también hace hincapié en que lo que funcionó para otra persona, no podría funcionar para usted, por lo que su ejercicio, al igual que la dieta tiene que ser adaptado a sus necesidades, su cuerpo y sus capacidades como una persona.

Capítulo 4: simples guías de desintoxicación

Importancia de la desintoxicación

Desintoxicación es una palabra que se produce alrededor de un lote. Tés de desintoxicación, retiros de desintoxicación, etc. Pero, ¿qué significa? Es un proceso para deshacerse de sustancias tóxicas o insalubres (es decir: los alimentos y hábitos también). En el proceso, se intenta y se abstiene de todo aquello que aumente la acumulación de toxinas en el cuerpo.

El propósito es ayudar a los órganos digestivos para metabolizar y eliminar las toxinas de nuestro sistema. Esto se puede hacer mediante la reducción de las toxinas que innecesariamente nos ponemos en nuestros cuerpos sobre una base diaria y mediante la inclusión de nutrientes que son necesarios para el buen funcionamiento del cuerpo.

¿Cómo saber si mi cuerpo necesita desintoxicación?

No hay ninguna prueba para ver si necesita de desintoxicación. Eche un vistazo a todos los síntomas siguientes. Si usted tiene más de 4 de estos, su cuerpo necesita la desintoxicación.

• bacterias Blancas, lengua sucia y mal aliento

• La retención de líquidos en el cuerpo / o senos congestionados

• El aumento del vientre o grasa visceral

• antojos regulares y las cuestiones relacionadas con el azúcar en sangre

• Vesícula biliar problemática y la ausencia de la vesícula biliar (si ha tenido que quitarla)

- Hinchazón en el abdomen

- La sudoración excesiva / calentamiento del cuerpo

- Resistencia a la pérdida de peso

- El acné, la rosácea, picazón en la piel

- Despertarse cansado después de dormir lo suficiente

- frecuentes cambios de humor

- Enfermedades autoinmunes

- La sensibilidad química múltiple a las intolerancias ambientales idiopáticas (IEI) - consiguiendo mareos por beber alcohol o ponerse ansioso al oler fragancias.

- El insomnio y / o despertarse fácilmente alrededor de 1-4 am

Guías y tablas para ayudar a desintoxicar de la manera correcta

Fijar una fecha para iniciar su desintoxicación y monitorear cada día cómo se siente. La desintoxicación puede ser ligera, agradable incluso, y para algunos, puede dar lugar a dolores de cabeza, cambios de humor y problemas digestivos. La desintoxicación es una experiencia muy personal, y debe ser tratado como tal.

Hágalo personal

No todo el mundo quiere desintoxicarse para alcanzar un peso específico en la escala. Muchos sólo quieren deshacerse de las enfermedades que les han plagado durante mucho tiempo, como enfermedades de la piel, depresión, etc. Por lo tanto, es esencial hacer su desintoxicación personal para usted y sus necesidades.

Una persona que está satisfecha con su peso, pero sufre de una enfermedad crónica no tiene por qué seguir el mismo plan de desintoxicación como alguien con un IMC de 40. (Índice de Masa Corporal BMI-, es su peso en kilogramos por encima de su altura en metros al cuadrado). Un IMC de 18.5-24.9 sugiere peso normal. Cualquier persona más allá de 30 es obeso.

Su edad es también una cosa importante a tener en cuenta a la hora de pensar en la desintoxicación. La edad afecta todo, especialmente el metabolismo y la generación debe ser un factor muy básico cuando se piensa en lo que enfoque a adoptar para la desintoxicación y cuál es la más adecuada y pertinente.

Hay una gran cantidad de planes de desintoxicación disponibles en la actualidad, y cada uno de los objetivos trata un área problemática en particular.

No vamos a discutir cada uno en detalle, pero hay algunas maneras simples que pueden ayudar a la desintoxicación en casa y que sea parte de su estilo de vida.

- **Beber té verde:** Debido a los antioxidantes presentes en el té verde, que no sólo ayuda a quemar grasa, sino también en la estimulación del sistema inmunológico. Se mejora la tasa metabólica y elimina las toxinas del cuerpo.

- **Comer verduras crudas:** Unos verduras contienen azufre, que, naturalmente, ayuda al hígado a empujar las toxinas. Estos son el repollo, la col rizada, brócoli, zanahorias, remolachas, coles de Bruselas para nombrar unos pocos. Si no te gusta comerlas crudas, también puede ingerirlas en jugo o añadirlas a los batidos.

- **Incluir Omega 3 alimentos ricos:** alimentos grasos Omega 3 ayudan en la lubricación de la pared intestinal y contienen ácidos grasos, que ayuda en el buen funcionamiento del hígado. Esto ayuda al cuerpo a eliminar las toxinas. Algunos ejemplos son; aceite de aguacate, aceite de nuez, aceite de pescado. El aceite de oliva, aceite de semilla de lino.

- **Evitar el almidón y azúcar en su dieta:** Estos alimentos conducen a la construcción de toxinas en el cuerpo. Causan una gran cantidad de enfermedades y mal afecta a la inmunidad del cuerpo. Usted debe evitar los alimentos ricos en carbohidratos como las papas, calabazas, ñame, batata, maíz, etc.

- **Ejercicio:** Esto no sólo ayuda a mantener el corazón y los pulmones sanos, pero también ayuda en el lavado de las toxinas del cuerpo. Cuanto más se ejercita, más se siente la necesidad de hidratar su cuerpo. La ingesta de agua ayuda a los riñones a funcionar mejor y deshacerse de las toxinas rápidamente. El ejercicio ayuda en el buen funcionamiento del sistema digestivo.

Capítulo 5: comer y limpiar Al mismo tiempo.

Importancia de incorporar los alimentos adecuados en su plan

Los alimentos que deben evitarse e incluirse mencionados en el capítulo 4 son una forma de acción rápida para poner en marcha la desintoxicación. Hemos recomendado conscientemente alimentos que sean fáciles de encontrar y que no defrauden las papilas gustativas.

Deliciosas y saludables comidas para quemar grasa

¿Sabías que la especia es uno de los quemadores de grasa naturales del mundo? Añadiéndolo a un plato sencillo y saludable no sólo hace que sea agradable para comer, sino también de hecho, ayuda a quemar grasa.

Aquí hay unos ejemplos:

Brócoli y huevos: Se trata de una simple comida para el desayuno, que no requiere mucho tiempo que tomar, pero mantendrá su cuerpo sano y satisfecho. Con sólo 30 calorías por porción de brócoli, tiene la seguridad de estar lleno de fibra. Los huevos, por el contrario, a controlar el apetito para ayudar a evitar los antojos no deseados.

Añadir especias de pimienta roja a todo! ¿Recuerdas que la dieta donde todo el mundo estaba bebiendo limonada y pimienta de Cayena? Sí, era estúpida, pero la pimienta de cayena es un gran quemador de grasa. La adición de la pimienta de Cayena a un plato de salmón y verduras será un aporte y quemará grasa mientras que sacia por completo.

¿Cuándo comer para intensificar la desintoxicación?

Comer en la mañana después de haber ejercido durante 30 minutos es lo ideal. El despertar y el agua potable, permiten que su cuerpo lo absorba durante algún tiempo y luego empiece el día con un batido de desintoxicación, esto es lo que necesita para hacer las cosas "continúen" por la mañana.

Comer una cena tardía no es una buena idea. Como hemos mencionado antes, el sueño adecuado es esencial para el cuerpo se mantenga libre de estrés. No sólo comer tarde interrumpe el sueño, sino que también da señales equivocadas al cuerpo. El consumo de comidas pesadas por la noche hace que la organización cree que se espera una escasez de alimentos y por lo tanto comienza a almacenar grasa. Este cuerpo trata de trabajar duro para digerir los alimentos y como resultado se ve afectado sueño. El cuerpo no recibe un descanso adecuado, lo que nos convierte emocionalmente inestables al día siguiente, lo que lleva a los antojos poco saludables y así sucesivamente. Es un ciclo, por lo que necesitamos comenzar por el primer paso. La cena siempre debe ser de 2-3 horas antes de acostarse o antes de comenzar a establecerse para la noche.

Capítulo 6: Entrenamiento Alternativo de 10 minutos. Dos Semanas plan y qué comer.

¿Qué debe tener su lista de compras?

Su lista de compras debe tener especias, albahaca, canela (muy importante para reducir la inflamación), vegetales, verduras de hoja verde, frutos secos (todos los tipos), salmón, sardinas, aceite de coco, etc.

Plan de ejercicios de 10 Minutos para quemar de grasas y Plan de dieta de 2 semanas

Si bien entendemos que todos los cuerpos son diferentes y cada uno tiene un ritmo diferente del metabolismo, hemos llegado con planes de ejercicio que se adapten a todos. La idea es incorporar estos en su entrenamiento diario. Algunos de ustedes podrían estar felices con su cuerpo después de hacer ejercicio sólo por un par de minutos, mientras que algunos de ustedes podrían no estar satisfechos incluso después de largas horas de entrenamiento. La idea detrás de este plan de entrenamiento es que sea utilizado como punto de inicio. Gradual y eventualmente puede alterar el tiempo de acuerdo a cómo su cuerpo responda a la sesión de ejercicios. Se recomienda añadir un extra de 2-5 minutos lentamente a la sesión de ejercicios cada semana. Esto no sólo le ayudará a aumentar su fuerza, pero también ayudará a mejorar su metabolismo. Sugerimos que no deje de hacer ejercicio por completo en cualquier momento. El ejercicio alivia el estrés, y disminuye la carga,

Aquí hay algunos consejos para el plan de ejercicio de 10 minutos:

Planchas laterales, sentadillas con peso, lagartijas

Fundir el exceso de calorías puede ser tan rápido como probar algunas rutinas de cardio. Pruebe Keli Roberts' (10 Minuto Cardio Kick Box creator) sesión de cardio bombeada. A los 10 minutos, habrá quemado 150 calorías.

Cuerda saltar

Duración: aproximadamente dos minutos.

Para empezar, saltando dos veces por turno; garantizar que caiga sobre los talones de los pies con suavidad.

Sentadillas con peso y planchas

Duración: entre el segundo al tercer minuto. De pie, con los brazos a su lado y los pies separados. En cunclillas y llevar las manos en el suelo junto a sus pies. Con las piernas en posición de tablón, saltar. Salte con sus pies hacia el interior de las manos. Salte, mientras llega al techo con los dedos y repetir el proceso.

Sentadillas con peso, Lagartijas con levantamiento de piernas

Cuerda saltar

Duración: entre 3 y 4 minutos.

Saltar una vez por turno.

Lagartijas con peso, lagartijas con levantamiento de piernas

Duración: duración de entre minuto cuatro a cinco.

Repita el minuto dos a tres. Sin embargo, después de la finalización de la flexión de brazos, mover su peso corporal en la mano derecha y el pie externo derecho. Girar el cuerpo hacia la derecha y extienda su brazo izquierdo hacia arriba perpendicularmente, manteniendo las caderas elevadas. Dar marcha atrás a la mitad y repetir la rutina para el lado izquierdo. Para empezar, saltar los pies hacia atrás y salta hacia arriba. Repetir el método.

Sentadillas con peso, planchas con escaladores montañeros
Cuerda saltar

Duración: entre el minuto cinco a seis.

Saltar una vez por turno.

Sentadillas con peso, planchas con levantamiento de piernas

Duración: entre seis y siete minutos.

Repita el minuto dos a tres. Cuando haya completado las lanchas, levante la pierna izquierda alrededor de un pie. Inferior de la pierna izquierda y repita con la derecha. Saltar. Repita la rutina.

Sentadillas con peso, lagartijas con escaladores montañeros

Cuerda saltar

Duración: entre siete a ocho minutos.

Saltar una vez por turno.

Sentadillas con peso, lagartijas con escaladores montañeros

Duración: entre ocho a nueve minutos.

Repita el minuto dos a tres. Cuando complete la flexión de brazos, saltar con el pie derecho debajo de sus caderas al piso y luego rebotar con el pie de atrás, estirando la pierna hacia atrás. Llevar el pie izquierdo hacia adelante. Si bien, alternando los lados completos 5 saltos con cada pierna. Saltar. Repita la rutina.

Cuerda saltar

Duración: Minuto de nueve a diez.

Saltar una vez por turno.

Aquí hay algunos consejos para quemar grasa mientras tonifica y define los músculos abdominales y Centrales

Este entrenamiento de diez minutos no sólo ayuda a tonificar pero va más allá para ayudar en la pérdida de grasa del vientre, la definición de los abdominales y el fortalecimiento del núcleo. Haciendo ejercicios de la base de intervalos de alta intensidad le dará abdominales perfectos en poco tiempo. Prepárese para quemar ese abdomen. Espere buenos resultados y modifique su estilo de vida con la forma de comer, ver y sentir.

Equipo necesario: estera de yoga y un temporizador de grabación

¿Qué hacer?: Durante 25 segundos, hacer el ejercicio y el descanso durante doce segundos cada después de completar un circuito. Para obtener los mejores resultados, repita este trabajo a cabo tres veces por semana. Es posible que desee buscar vídeos en la red para saber la manera apropiada de hacer ejercicio.

Reto: Realizar el entrenamiento de quema de grasa mientras se hace el plan de metabolismo

1 completa ronda de los circuitos 1 - 5

Un circuito: Realizar Planchas Jacks

Circuito Dos: Realizar Planchas Jacks y flexiones.

Circuito Tres: Realizar Planchas Jacks, tocarse los pies, y Planchas Jacks

Circuito Cuatro: Realizar Planchas Jacks, tocarse los pies, plancha de nuevo, Saltos luego hacer el entrenamiento de vientre inferior y elevación de cadera.

Circuito Cinco: Repita Circuito 4 y añadir sentadillas con peso al final.

¿Por qué está bien comenzar con los entrenamientos de 10 minutos?

Contrariamente a la creencia común, estos entrenamientos de 10 minutos, en realidad funcionan y dan los resultados deseados. Le sugerimos que lo hace en la mañana para obtener mejores resultados. Vamos a explicar un poco acerca de cómo y por qué estos entrenamientos son mejores que ningún ejercicio o entrenamientos más largos.

Realizable

Estos son fáciles de decir que sí. El bloqueo mental que le impide trabajar fuera o unirse a esa clase de aeróbicos o correr temprano por la mañana que usted sigue postergando se retira. Así obtendrá menos excusas para despedir a un entrenamiento de 10 minutos, por lo que es una manera perfecta de puntapié inicial para los principiantes. Para las personas con horarios ocupados, estos entrenamientos de 10 minutos parecen manejables.

Se mantiene comprometido con el objetivo

Una vez que se sienta cómodo con la rutina, de empezar a darse cuenta de lo bien que se siente sobre el ejercicio. No es más una actividad extra. Se convierte en una parte de su estilo de vida, y no se asusta de poner en esfuerzos adicionales. Algunos de ustedes podrían terminar la adición de un par de minutos más para el entrenamiento, mientras que unos pocos de que finalmente podría ir para que correr temprano por la mañana o realizar cualquier otra actividad física que llame la fantasía.

Estos entrenamientos son igualmente eficaces

Los ejercicios cortos son mejores, ya que se mantiene enfocado en comparación con un entrenamiento más extenso en el que eres más que descuidado y en busca de roturas. Recomendamos mañanas como el momento perfecto para hacer estos ejercicios porque lo dejan sentirse renovado y lleno de energía lo que le da una mayor probabilidad para que usted pueda tomar mejores decisiones durante el día.

Una mayor consistencia

El factor más importante que determina el éxito de cualquier plan de entrenamiento es la consistencia. Todos comenzamos motivados, y como pasan los días y la emoción muere, nos encontramos con excusas y volvemos a las andadas. Con entrenamientos de 10 minutos, es difícil venir con excusas y despedir rápidamente. Todo el mundo tiene esa clase de tiempo en su día a trabajar para lograr un cuerpo y mente sanos. Es más eficiente que las largas horas de trabajo que sólo ocurren unas pocas veces al mes, ya que es más fácil trabajar todos los días durante 10 minutos.

Lo que realmente necesitamos es la pérdida de peso eficaz que también es sostenible. Esto no es para una semana o un mes; esto es un cambio de estilo de vida que, si se sigue correctamente, mantendrá alejado cualquier deseo de volver a las viejas rutinas.

Capítulo 7: ¿Cómo sabré si las cosas están funcionando?

Lo que debe esperar

La respuesta es bastante simple; durante la desintoxicación que se sienta en ruinas, malestar general y cansancio, con un estado de ánimo débil, dolor de cabeza y un poco de niebla cerebral. Esto llegará a su máximo en torno a los 10-14 días y luego pasará a lo largo del tiempo. Esto es, por supuesto, dependiendo de la cantidad de toxinas que tenía en su cuerpo, la edad que tenga y cómo su metabolismo y la salud general es en su conjunto, no hay una sola respuesta a esta pregunta. Sin embargo, con el tiempo, aprenderá mejor sus señales corporales, cuándo presionar una desintoxicación más y cuándo tomar un descanso.

Verdad sobre la desintoxicación

No hay una talla única de aproximación a esto, si es así, no habría obesidad en el mundo. Su cuerpo va a hacer hablar, y usted tendrá que escuchar a sus matices, formas y cooperar con él. La desintoxicación no es para siempre, es algo que dura unos pocos meses, y luego se puede empezar a vivir una vida limpia, sana y larga. La desintoxicación no es algo que tiene que hacerse cargo de su vida por completo. Sin embargo, se sugiere tomar algún tiempo fuera del trabajo o la escuela para que pueda dedicar su tiempo a la recuperación, y no distraerse con otras cosas.

Capítulo 8: ¿Cómo responde su cuerpo?, ¿qué es lo que quiere?, ¿qué debe hacer?, regularmente.

Consejos para el éxito de pérdida de peso a largo plazo

La pérdida de peso no es un proceso particularmente difícil de realizar. Si lo que busca es verse delgada en un vestido, y luego comer nada más que col hervida durante una semana va a producir buenos resultados. Es por eso que las portadas de todas las revistas de moda cuentan con "perder 10 libras en una semana" y "la pérdida de peso de Beyonce de 20 libras por delante de su actuación en chicas de ensueño" Esto es totalmente posible;. No hay ciencia dura en privar al cuerpo de nutrientes y la creación de un déficit. El único problema es que el péndulo que oscila en la dirección de

71

la pérdida de peso a su vez, de forma rápida hacia atrás, dejando a la persona que ha perdido el peso con más peso del que empezó y comienza un ciclo de dieta yo-yo, que es un ciclo en el que muchas personas están atascadas.

Perder unas cuantas libras en una semana, o incluso unos pocos días, es totalmente alcanzable, uno simplemente tiene que poner mucho menos en su cuerpo, sufren hambre aguda y extractar una cantidad anormal de ejercicio. Esto no es saludable.

la pérdida de peso a largo plazo viene cuando las personas se miran a sí mismos en serio, ven cuáles son sus capacidades reales; lo que pueden hacer y lo que no son capaces de hacer. Un requisito inalcanzable en una dieta, por ejemplo, caminar 20 kilómetros por día y cortar un tipo de alimento del que usted depende en gran medida.

La pérdida de peso es sólo el comienzo de todo el viaje; se puede pensar en él, supongo que el nacimiento de la persona, y luego el resto del trayecto es de ellos creciendo, el aprendizaje, el cambio, la alteración y el moverse hacia delante y lejos de los errores que han cometido en el pasado. En total apego a la verdad, el peso nunca fue adquirido durante la noche, o por una semana de excesos. Se arrastra en el tiempo. Sí, por supuesto, hay algunos factores de salud que pueden, por supuesto, afectar el peso de un individuo, pero esto rara vez es la razón de personas que tienen sobrepeso.

Después de mucho estudio científico sentía como que podrían haber encontrado el "gen de la grasa", pero no lo hicieron. Es cierto que la obesidad es hereditaria, pero es una suposición natural decir que la conducta que el padre aprendió de sus padres, se lo pasó a la niña y el ciclo de la obesidad continúa.

La obesidad se dice que es una crisis de nuestra generación, en la que se espera que vivan menos que sus padres, es la primera vez en la historia que esto ha sucedido. No tenemos las instalaciones para hacer frente a esto. Enfermedades relacionadas con la obesidad cuestan a cada gobierno millones o mil millones de dólares por año en el cuidado. El cuidado preventivo y el conocimiento no han sido la actitud que ha sido adoptada. Esto significa que le corresponde a la persona asegurarse de que su pérdida de peso es a largo plazo y que no es necesario dar lugar a dietas yo-yo y arruinar su metabolismo y el cuerpo de manera irrevocable.

He aquí algunos consejos para la pérdida a largo plazo del peso
Ampliar su paladar.

Cada vez que vaya al supermercado, compre algo que no normalmente compraría y pruébelo. La adición de nuevos alimentos saludables en su dieta significa que usted tendrá opciones más saludables para que cuando se come en el camino y también al salir a comer con los amigos. Por otra parte, usted pasará menos tiempo en el supermercado con el tiempo, por lo que tendrá una lista sucinta de los artículos que desea comprar.

Nunca ir de compras con el estómago vacío.

Ir de compras con el estómago vacío es como encontrar la fuente de agua en el medio del desierto. Usted va a tomar decisiones pobres y comerá aperitivos mientras compra. En su lugar, cree una lista en su teléfono, escuche su podcast favorito y camine alrededor mientras que cuidadosamente y con atención hace sus compras, en lugar de cargar el carro con densidad en calorías, déficit nutricional "solución rápida" de alimentos, que responderá a su sensación de hambre inmediatamente.

Tomando esta idea a otro nivel no es no ir a un supermercado en absoluto.

Hacer todas sus compras de comestibles en línea.

Esta es la única manera que se puede garantizar que nunca se aparten de su lista, comer aperitivos mientras se está en movimiento o ser tentado por la colocación de productos. Su bolsillo y su cintura se lo agradecerán. Por hacer las compras en línea va a cambiar toda su actitud hacia cómo mira sus alimentos. Los alimentos están ahí para ser disfrutados, la comida también es algo a ser experimentado en un contexto social, pero la comida es en última instancia de combustible. Al cambiar su enfoque a la alimentación, se verá que, como no te puedes poner diesel en su coche de gasolina, no se puede poner la basura en su cuerpo.

¿Con qué frecuencia puedo Desintoxicarme?

Esta es una pregunta muy única, y depende enteramente de usted. Signos habituales de necesidad de desintoxicación se ven en los síntomas de las enfermedades crónicas que regresan, cándida y también una sensación de niebla del cerebro, acompañados de problemas digestivos como el estreñimiento. Una vez que haya hecho una o dos desintoxicaciones, usted se sentirá cuando necesita hacerse su siguiente. La desintoxicación no tiene que ser algo que se ejecuta con temor, a menudo es sólo una parte de su rutina, como la limpieza de los armarios de la cocina cada pocos meses.

El estreñimiento y volver a estar arriba es uno de los signos clásicos que pueda necesitar para la desintoxicación y también problemas de la piel, como el acné o que la psoriasis empeore o regrese. A menudo, cuando tenemos que hacer una desintoxicación, sabemos que es algo que tiene que suceder. Empezamos a sentirnos débiles, los viejos síntomas comienzan a regresar, y su cuerpo se siente que es debido a la necesidad del cuerpo de hace un "reseteo" regular. Esto no tiene por qué ser un momento que temer; siempre hay que recordar la increíble sensación que uno siente después de una desintoxicación; limpia, despejada y libre de mente!

¿Necesito renunciar a mi comida favorita, alcohol, café, y comida rápida?

Esto varía de persona a persona. Todo el enfoque de la dieta metabolismo está tomando cada persona y su ser único en consideración. El alcohol es gravemente perjudicial para la pérdida de peso y detener el consumo de alcohol tiene beneficios maravillosos para su vida. Además, el alcohol causa la inflamación; cuando el cuerpo absorbe el alcohol, se hincha y retiene más agua, por lo que es bastante incómodo el día después de una noche en la ciudad. El consumo excesivo de alcohol es terrible en muchos aspectos; No sólo causa daños graves en el hígado, pero también reduce la tentación de comer de manera irresponsable.

El alcohol deshidrata el cuerpo, independientemente de lo que la bebida está causando un apetito insaciable y la sed. El consumo excesivo de alcohol no tiene un lugar en una dieta de desintoxicación, ya que es imposible que el hígado se recupere por completo y limpiar, mientras que está tratando de romper el alcohol. El hígado es un órgano muy resistente, por lo que metabolizan el alcohol así, sin embargo, tomar un descanso de la bebida hace que el hígado viva de un mundo de bien. Si decide tener una o dos bebidas, asegúrese de que se enjuaguen su sistema hepático con una limpieza de agua de limón al día siguiente. Esta es la mejor manera de acelerar la limpieza del hígado.

Cuando se le preguntó si tiene que renunciar a su comida favorita para la desintoxicación la respuesta es; depende de lo que su comida favorita sea. Si su comida favorita es algo que su cuerpo no puede metabolizar y que provoca problemas crónicos- lo más sensato y amable que puede hacer a usted mismo es renunciar a ella.

El café es otro que la mayoría de la gente encuentra muy difícil. El café es otra bebida que nos deshidrata y es altamente adictiva. Las personas que se dan por vencidos en los dolores de cabeza debido a la tensión de la experiencia del café, fatiga extrema, cambios de humor, confusión; Los síntomas que se observan cuando los pacientes renuncian a una vida de opciones de drogas y alcohol. El café es saludable en la moderación, y para el metabolismo, no se requiere de dieta de desintoxicación.

Cuando se le preguntó si renunciar comida rápida es necesaria, yo quiero preguntar; ¿qué es la comida rápida? La comida rápida es un producto de Frankenstein que se ha creado en una fábrica similar al teléfono que tiene en sus manos, se reunieron en una cadena de montaje similar a la de su ropa, enviados, empaquetados y enviados a una franquicia cerca de usted. La lista de ingredientes en la comida rápida es incomprensible para la mayoría de los cocineros. Sí, la gente es más consciente ahora, y saben que los artículos tales como jarabe de maíz de "alta fructosa" está mal, pero eso es sólo un componente de comida rápida.

La comida rápida se basa principalmente en el uso de grasas baratas, reutilizables para freír sus hamburguesas, pollo y papas fritas. Este aceite es siempre el aceite más barato que se puede encontrar en el mercado y se utiliza a un nivel que el cuerpo no está acostumbrado a digerir. Muchas personas creen que la comida rápida es sólo una forma de vida. vidas rápidas, coches rápidos, decisiones rápidas, la comida rápida. No tiene por qué ser así. La comida rápida está cambiando, con barras de ensaladas saludables que se abren continuamente, que ofrecen variedad, alternativas sabrosas y saludables a los nuggets y papas fritas. La comida rápida en el sentido tradicional ni siquiera le satisface por más de una hora o así, dejándole más ansias después de sólo un corto período de tiempo. Por el cambio de la comida rápida para su comida de trabajo a la hora del almuerzo, a una comida casera o algo de la barra de ensaladas.

¿Voy a perder peso durante la desintoxicación?

Eso depende de cuál es el objetivo de la desintoxicación y como era su dieta antes de la desintoxicación. Si su dieta era una pila pequeña para el desayuno, McMuffin y un snack y luego la pizza para la cena, entonces sí, por supuesto, va a perder peso con una dieta de desintoxicación, porque tiene que cortar a cabo una enorme porción de su consumo diario de grasa de inmediato.

Si, sin embargo, su dieta era bastante buena, pero quería hacer frente a un problema de salud específico, como una infección por levaduras, puede no experimentar ninguna pérdida de peso, sino que experimentará algunos efectos de cuando las toxinas "se mueren".

¿Desafíos a esperar?

Se siente débil

Las toxinas son el combustible que su cuerpo está usando para seguir funcionando cuando se está en una dieta de desintoxicación así que imagínala como la gasolina de baja calidad. Su cuerpo va a sentirse débil; es posible que tenga una capa extraña en su lengua ya que su cuerpo está tratando de purgar las toxinas. Es un reto para ser restringir y cambiar su dieta y todos los que tienen más, mientras que las malas sensaciones físicas de la misma. Es difícil adherirse a una desintoxicación cuando parece que su cuerpo está diciendo que se deje. Sin embargo, este no es el caso; el caso es que su cuerpo ha estado almacenando todas estas toxinas durante tanto tiempo que la versión final de ellos es difícil de pasar para su cuerpo. Una buena desintoxicación puede sincronizar nuevamente el ritmo interno de su cuerpo, de una manera que nunca hizo antes.

Cambios en la piel

La piel, el órgano más importante en su cuerpo pasará por un cambio severo, y es importante fregar su piel para hacer que la sangre fluya en marcha y las toxinas o incluso estar en un baño de sales de Epsom, que, literalmente, tiran de las toxinas desde el interior de su cuerpo. También acaba de poner los pies en un baño de sales de Epsom producirá algunos resultados fantásticos y usted se sentirá mucho mejor al respecto.

Cambios de humor

Es, por supuesto, razonable para experimentar cansancio, pereza, cambios de estado de ánimo (no muy diferente a las diferencias encontradas cuando las mujeres van a través de sus ciclos mensuales). La peor es la chatarra que estaba poniendo en su cuerpo, más agresivo que el de desintoxicación va a ser. Si va depender en gran medida de alcohol de comida chatarra, carbohidratos complejos, entonces pueden esperar tener una reacción bastante severa; dolores de cabeza, somnolencia, nebulosidad, evacuaciones sueltas y una incapacidad para despertarse por la mañana. El mal aliento es también un efecto secundario que puede ser gestionado por hacer gárgaras aceite de coco, que ayuda a extraer las toxinas del interior de su boca.

Una desintoxicación nunca es divertida de experimentar, pero los efectos de hecho pueden ser reducidos al descansar, beber mucha agua, frotando su cuerpo, sentado en baños de sal de Epsom y tomando varias respiraciones profundas. Nadie puede ir a través de la desintoxicación por usted, al igual que nadie puede pasar por el parto por usted. Es algo que tiene que ir por su cuenta, y será personal. Usted sabrá cuando la desintoxicación está en su apogeo y cuando las cosas están empezando a limpiar; los momentos de claridad y el bienestar que sentimos al comenzar a sentirse mejor es el premio para estos esfuerzos.

Capítulo 9: El metabolismo estable a través de aspectos buenos/ Fáciles / divertidos alternativos de la vida.

Formas divertidas para mejorar el metabolismo en el logro de la homeostasis en la regulación del peso corporal

Atenuación de las luces y el uso de una señal auricular

Hay muchas maneras de disfrutar de impulsar su metabolismo. Vamos a empezar con el que no requiere ningún esfuerzo; dormido. La tasa metabólica se eleva desde el estado REM del sueño profundo, por lo que mantener las luces en su habitación lo más bajo posible es un comienzo fantástico. El uso de una señal auricular es también muy recomendable si usted necesita para bloquear cualquier farola o cualquier luz artificial desde fuera.

(REM o sueño REM es una fase de sueño con movimientos rápidos de los ojos, mientras que el cuerpo está entrando en la fase de reposo).

El establecimiento de sus objetivos diarios

Cada teléfono tiene un podómetro ahora, por lo que es fácil hacer un seguimiento de su actividad física con respecto a caminar. Fijándose una meta de 3 millas por día para empezar es bastante conservadora. Eso es tan sólo 45 minutos a paso ligero por el vecindario escuchar su podcast favorito. No pierda esta vez por ponerse al día en el trabajo relacionado emails- es esencial para tener un tiempo separado para actividades personales y profesionales. De esta manera, caminar puede ser un verdadero placer. A veces, cuando está escuchando a sus podcasts favoritos, uno tras otro y disfrutar de ellos, que ni siquiera notará que ha caminado más de su objetivo para el día! Recomendamos aumentar gradualmente la distancia de cerca de 6 millas en 90 minutos. La idea es quemar 500 calorías o más cada día.

Hacer ejercicio siempre que pueda

Estamos tratando de lograr un cambio de estilo de vida y no sólo una solución rápida para cualquiera de sus problemas. La idea es provocar cambios en su vida diaria, en las actividades que se hacen todos los días. En el trabajo, se puede caminar alrededor después de cada 45 minutos. Esto mantiene sus músculos felices y también superiores a su metabolismo. Se le impide crujir su cuello sobre la pantalla y dejar el trabajo con sensación de cansancio y no para cualquier actividad saludable.

La vida no es todo acerca de la cuenta de calorías. Cualquier forma de actividad física que le gusta, aparte de los mencionados en el plan, agréguelo a su rutina. Por ejemplo, si te gusta ir al parque con los niños, entonces no se siente y este en su teléfono mientras juegan, en lugar de eso utilice ese tiempo para caminar y dar vueltas alrededor de la zona de juegos o jugar con ellos si eso es algo que le guste.

Si le gusta ir de compras y olvídese de los ascensores, use las escaleras, haga un punto de entrar en todas las tiendas en el centro comercial, incluso si es algo que no suena como que inmediatamente va a generar una gran cantidad de ejercicios; es lo que realmente va a hacer!

Capítulo Extra: Tips para el plan de comidas de metabolismo de 30 días!

Cuando se sienta en su menor cantidad de ejercicio, comer basura día tras día, es difícil encontrar la motivación para ponerse en marcha, prepárate y di "Ok, hoy es el día." Claro, es difícil ir a través de la desintoxicación y vivir su vida sanamente, tan difícil como verse en el espejo y no reconocer que está aún mirando.

Cada viaje de pérdida de peso a largo plazo solo se ubicó al igual que este, tiene que verse a sí mismo en la línea de meta, después de haber alcanzado sus objetivos; más delgado, más feliz y que funciona mejor de lo que nunca imaginó.

Vamos a echar un vistazo al típico plan de comidas de 7 días para la dieta metabolismo:

Desayuno

Tortilla de clara de huevo

Ingredientes

- 1 taza de espinacas

- 1 cebolla y tomates picados (mezclar media taza)

- 1 huevo entero y media taza de clara de huevos

- Cocine la tortilla en una sartén con un poco de aceite de oliva.

Tostadas de huevo y aguacate

Ingredientes

- 2 tomates y un pincho de perejil

- 2 pepinos medianos

- ¼ Aguacate

- 1 huevo duro

- ¼ Aguacate

- 2 trozos de pan tostados de trigo integral

Pancakes franceses

Ingredientes

- 1 huevo y 1 plátano

- ¼ yogur griego

- 2 cucharadas de canela

- 2 cucharadas de almendras en rodajas

Procedimiento

- Triturar y cocinar en una sartén tanto el huevo como el plátano y rociar.

- Añada sus especias favoritas y ponga encima ¼ de Yogur griego, canela y 2 cucharadas de almendras en rodajas.

Humus con verduras frescas cortadas

Ingredientes

- 1 Limón y 1 cucharada de tahini
- Pimienta
- Pincho de sal
- media taza de garbanzos
- media taza de champiñones
- 2 cucharadas de aceite de oliva
- 1 Pimiento
- 1 brócoli
- 1 Coliflor

Procedimiento

1. -Corte la colifor, brócoli, pimientos y champiñones

2. - Mezcle los garbanzos con aceite de oliva, sal, pimienta, limón y tahini y colóquelos en un recipiente.

Pasta de alcachofa con verduras

Ingredientes

* pasta de trigo

* espinacas frescas

* Vino blanco

Procedimiento

1. Hierva la pasta de trigo integral en una olla

2. Añada una taza de espinaca fresca y un poco de vino blanco

Vierta sobre la pasta escurrida y sirva.

Pollo y Ensalada

Ingredientes

- jugo de limón

- Cilantro fresco

- ½ pepino picado

- ½ aguacate en dados

- 2 cdas. de aceite de oliva

- Pechuga de pollo

- Pimienta

-Sal

Espagueti de calabaza, pollo, champiñones y espinacas

Ingredientes

- Espagueti de calabaza sin semillas

- Pollo

- Espinacas frescas

- champiñones

Procedimiento

1. - Cortar una calabaza por la mitad - sacar las semillas,

2. - Cocinar la calabaza y el pollo en el horno durante 45 minutos

3. - Sacar la calabaza con un tenedor y colocarla en un cuenco.

4. - En una sartén diferente, espere hasta que el pollo esté dorado y listo.

5. - Derrita un poco de espinacas frescas

6. - añadir el pollo y los champiñones y servir

Pechugas de pollo rellenas (de almendra y alcachofa) con patatas fritas crujientes.

Ingredientes

- 1 alcachofa

- Une taza de espinacas

- Media taza de almendras

- Media taza de parmesano

- 2 pechugas de pollo

- 1 cucharada de aceite de cocina

- Albahaca seca

- 2 cucharaditas de orégano seco

- Pincho de sal

- 2 cebolletas picadas,

- 1/4 taza de salsa,

- 2 patatas

Procedimiento

- Mezclar las alcachofas, las espinacas, las almendras y el parmesano en un recipiente pequeño.

- Cocine las pechugas de pollo de 5 a 7 minutos por lado. -
- Cocine hasta que se dore.

- Corte las patatas y rocíe con un poco de aceite de oliva

- Mezcle con la albahaca seca, agregue una cucharadita de orégano seco, sal y pimienta al gusto.

Cena

Salmón ahumado con alcachofas

Ingredientes

- **1** Filete de salmón

- 1 taza de alcachofas pequeñas

Procedimiento

1. Cocine el filete de salmón a 375 grados por cerca de 20 minutos – Sirva con las alcachofas

Filete de atún frito servido con verduras

Ingredientes

- 4-oz de filete de atún

- 2 cucharadas de aceite de oliva

- 1 porción de verduras a su gusto

Procedimiento

1. Fría un filete de atún de 4 onzas con 2 cucharadas de aceite de oliva

Sirva con 1 porción de verduras

Brochetas de pollo con orégano

Ingredientes

- 4 porciones de pollo cortado en cubos

- 2 tazas de verduras a su gusto

- 2 tazas de champiñones

- 1 calabacín

- 4 pinchos de madera

Procedimiento

- remoje los pinchos de madera en agua

- Rellene los pinchos con el pollo y las verduras y colóquelos en una parrilla

- Cocine por 30 minutos en el horno

Chile de frijol negro y maíz

Ingredientes

- Carne de res molida

- 2 cucharaditas de sal

- Chile en polvo

- 14 onzas de maíz congelado

- Frijol negro

- Una lata de 14 onzas de leche sin grasa

- Menos caldo de carne de res con sodio

- 1 lata de 15 onzas de salsa de tomate

Procedimiento:

- Mezcle la carne molida (1 lb.) con el chile en polvo (2 cucharadas, sin sal)

- Mezcle la mezcla en una olla grande

- Cocine a fuego medio-alto por 6 minutos. Alternativamente, hasta que la carne se dore.

- Revuelva constantemente para desmoronarse

- Escurra la mezcla y vuelva a ponerla en la sartén.

- Agregue una bolsa que contenga una mezcla de frijol negro y maíz congelado (14 onzas) y una lata de caldo de res (sin grasa, 14 onzas), y una lata de salsa de tomate (15 onzas).

- Hierva estos ingredientes

- Reduzca el fuego y deje que hierva a fuego lento durante 10 minutos.

- Hierva a fuego lento durante 5 minutos mientras lo revuelves de vez en cuando.

- Ponga el chile en los tazones

- Si lo desea, ponga crema agria y cebolla en cada porción.

Conclusión

Como puede ver, con estas opciones de comida no va a tener hambre.

El comer mucho y la obesidad es un gran problema hoy en día. Lo que significa que nuestros hijos y los hijos de nuestros hijos podrían morir antes que nosotros. Además, sufrirán de una lista de problemas de salud que nosotros no tenemos, y los niveles de ciertos tipos de cáncer se dispararán hasta el punto en que nosotros no podamos apoyarlos. Ha llegado y pasado el momento de que enseñemos a comer y a tener hábitos saludables en las escuelas, tenemos que empezar desde el vientre y seguir adelante.

La obesidad es 100% prevenible y 100% reversible. Esa es una de las razones por las que es un negocio tan lucrativo para aquellos que quieren vender, conseguir esquemas delgados y rápidos u otras estafas. Hemos vivido lo suficiente para ver las modas ir y venir. Al entender el metabolismo, cómo funciona, cómo controlarlo, cómo optimizarlo, podemos empezar a rascar la superficie de la obesidad y el control de peso. El futuro a veces parece sombrío, pero ha brillado una ligera luz, y ha llegado el momento de que aceptemos los nuevos caminos e ideas que tenemos ante nosotros.

La obesidad seguirá existiendo. Sin embargo, tenemos la oportunidad de decidir si queremos ser una estadística o no. Tenemos el poder y los recursos. El metabolismo ya no es un misterio, y tampoco el control de peso.

Últimas Palabras

¡Gracias de nuevo por comprar este libro!

Realmente espero que este libro sea capaz de ayudarle.

El siguiente paso es unirse a nuestro boletín informativo por correo electrónico para recibir actualizaciones sobre cualquier lanzamiento próximo o promoción de un nuevo libro. ¡Usted puede registrarse de forma gratuita, y como beneficio adicional, también recibirá nuestro libro "7 Errores de Fitness Que No Sabe Que Está Cometiendo"! Este libro de bonus analiza muchos de los errores de fitness más comunes y desmitificará muchas de las complejidades y la ciencia de ponerse en forma. ¡Tener todo este conocimiento y ciencia del fitness organizados útilmente en un libro paso a paso, lo ayudará a comenzar en la dirección correcta en su viaje de entrenamiento!

Para unirse a nuestro boletín gratuito por correo electrónico y recibir su libro gratis, visite el enlace y regístrese en: **www.hmwpublishing.com/gift**

Finalmente, si disfrutó este libro, me gustaría pedirle un favor. ¿Sería tan amable de dejar una reseña para este libro? ¡Sería tremendamente apreciado!

¡Gracias y buena suerte en su viaje!

Sobre el Co-Autor

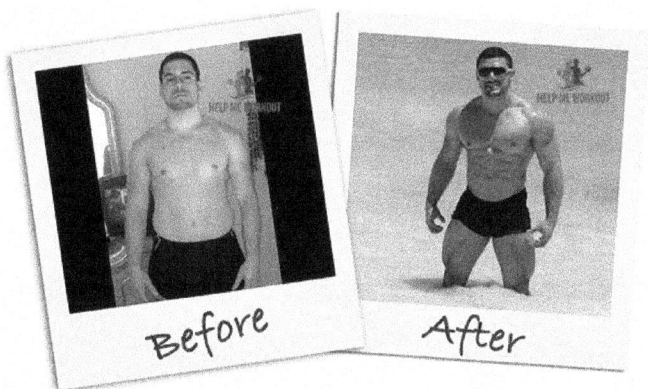

Before   After

Mi nombre es George Kaplo. Soy un entrenador personal certificado de Montreal, Canadá. Comenzaré diciendo que no soy el hombre más grande que conocerá y este nunca ha sido mi objetivo. De hecho, comencé a entrenar para superar mi mayor inseguridad cuando era más joven, que era mi autoconfianza. Esto se debió a mi altura, porque medía solo 5 pies y 5 pulgadas (168 cm), lo cual me impedía intentar cualquier cosa que siempre quise lograr en la vida. Es posible que usted esté pasando por algunos desafíos en este momento, o simplemente puede querer ponerse en forma, y ciertamente puedo relacionarme.

Para mí, personalmente, el mundo de la salud y el fitness siempre me resultó interesante y quería ganar algo de músculo debido a la gran cantidad de acoso que recibí en mi adolescencia sobre mi estatura y mi cuerpo con sobrepeso. Decidí que no podía hacer nada acerca de mi altura, pero estaba seguro de que sí podía hacer algo acerca de cómo se veía mi cuerpo. Este fue el comienzo de mi viaje de transformación. No tenía idea de por dónde empezar, pero comencé. A veces me sentí preocupado y atemorizado de que otras personas se burlaran de mí por hacer los ejercicios de la manera incorrecta. Siempre deseé tener un amigo que estuviese a mi lado y que tuviera el conocimiento suficiente para ayudarme a comenzar y "mostrarme las cuerdas".

Después de mucho trabajo, estudio e innumerables pruebas y errores, algunas personas comenzaron a notar cómo me estaba poniendo más en forma y cómo comenzaba a interesarme mucho por el tema. Esto hizo que muchos amigos y caras nuevas vinieran a verme y me pidieran consejos de entrenamiento. Al principio, parecía extraño cuando la gente me pedía que los ayudara a ponerse en forma. Pero lo que me mantuvo en marcha fue cuando comenzaron a ver cambios en su propio cuerpo y me dijeron que era la primera vez que veían resultados reales. A partir de ahí, más personas siguieron viniendo a mí, y esto me hizo darme cuenta que tanto leer y estudiar en este campo me ayudó, pero también me permitió ayudar a otros. Ahora soy un entrenador personal totalmente certificado y he entrenado a numerosos clientes hasta la fecha que han logrado resultados sorprendentes.

Hoy, mi hermano Alex Kaplo (también Entrenador Personal Certificado) y yo, somos dueños y operadores de esta empresa editorial, donde traemos autores apasionados y expertos para escribir sobre temas de salud y ejercicio. También contamos con un sitio web de ejercicios en línea llamado "HelpMeWorkout.com" y me gustaría conectarme con usted invitándolo a visitar el sitio web en la página siguiente y registrarse en nuestro boletín electrónico (incluso obtendrá un libro gratis).

Por último, pero no menos importante, si está en la posición en la que estuve una vez y quiere orientación, no lo dude y pregúnteme... ¡Estaré allí para ayudarle!

Su amigo y entrenador,

George Kaplo

Entrenador Personal Certificado

Descargue otro libro de forma gratuita

Quiero agradecerle por comprar este libro y ofrecerle otro libro (tan largo y valioso como este libro), "Errores de Salud y Fitness Que No Sabe Que Está Cometiendo", completamente gratis.

Visite el siguiente enlace para registrarse y recibirlo:

www.hmwpublishing.com/gift

En este libro, voy a desglosar los errores más comunes de salud y fitness que probablemente esté cometiendo en este momento, ¡y le revelaré cómo puede llegar fácilmente a la mejor forma de su vida!

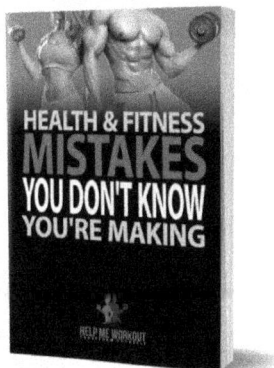

Además de este valioso regalo, también tendrá la oportunidad de obtener nuestros nuevos libros de forma gratuita, ingresar en concursos y recibir otros valiosos correos electrónicos de mi parte. De nuevo, visite el enlace para registrarse:

www.hmwpublishing.com/gift

HMW Publishing

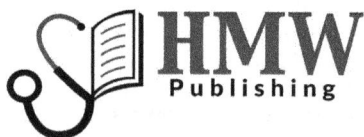

Para más grandes libros visitar:

HMWPublishing.com